Manfred Spitzer

WAS BEI DEPRESSIONEN UND BURNOUT IM KOPF PASSIERT

Erkenntnisse aus Psychiatrie und Neurowissenschaft

mvgverlag

Bibliografische Information der Deutschen Nationalbibliothek
Die Deutsche Nationalbibliothek verzeichnet diese Publikation in der Deutschen Nationalbibliografie. Detaillierte bibliografische Daten sind im Internet über https://dnb.de abrufbar.

Für Fragen und Anregungen
info@m-vg.de

Wichtige Hinweise
Dieses Buch ist für Lernzwecke gedacht. Es stellt keinen Ersatz für eine individuelle medizinische Beratung und Ernährungsberatung dar und sollte auch nicht als solcher benutzt werden. Wenn Sie medizinischen Rat einholen wollen, konsultieren Sie bitte einen qualifizierten Arzt. Der Verlag und der Autor haften für keine nachteiligen Auswirkungen, die in einem direkten oder indirekten Zusammenhang mit den Informationen stehen, die in diesem Buch enthalten sind.

Ausschließlich zum Zweck der besseren Lesbarkeit wurde auf eine genderspezifische Schreibweise sowie eine Mehrfachbezeichnung verzichtet. Alle personenbezogenen Bezeichnungen sind somit geschlechtsneutral zu verstehen.

2. Auflage 2025

Türkenstraße 89
80799 München
Tel.: 089 651285-0

Dieser Titel erschien 2013 erstmals als Hörbuch beim Galila Verlag unter dem Titel *Die Neurobibliothek: Depressionen und Burn-Out.*

Redaktion: Petra Holzmann
Umschlaggestaltung: Pamela Machleidt
Umschlagabbildung: T. L. Furrer/AdobeStock
Illustrationen: Katharina Borgs
Satz: Daniel Förster
Druck: Graspo CZ, Tschechische Republik
Printed in the EU

Wir produzieren nachhaltig
www.m-vg.de

ISBN Print 978-3-7474-0645-8
ISBN E-Book (PDF) 978-3-98922-054-6
ISBN E-Book (EPUB, Mobi) 978-3-98922-053-9

Triggerwarnung

Dieser Text beschäftigt sich mit Burnout, Depressionen und Suizidgedanken. Diese Inhalte könnten bei einigen Menschen unangenehme oder belastende Gefühle hervorrufen. Bitte bedenken Sie dies, bevor Sie weiterlesen.

Inhalt

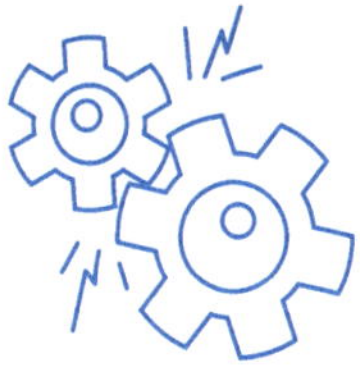

Depression – häufig und wenig behandelt!

»Fühlen Sie sich auch manchmal müde, schlaff, abgespannt, ausgebrannt, Ihre Glieder sind schwer wie Blei, die Gedanken zäh wie Brei, Sie haben keine Lust auf gar nichts? Und dann, wenn Sie im Bett liegen und endlich mal Ruhe finden könnten, dann finden Sie keine. Sie schlafen nicht, Sie grübeln. Und morgens wachen Sie gerädert auf. Kennen Sie das? Hey, wenn es Ihnen so geht, dann melden Sie sich bei uns, denn wir haben etwas für Sie: kostenlos, völlig kostenlos. Sie machen einfach bei unserer Studie mit. Wählen Sie nur die 0800, viermal die 3, fünfmal die 7 und dreimal die 9.«

So etwa lautet ein Werbespot, den man nachts zwischen 2:00 Uhr und 4:00 Uhr im Radio hören konnte – nicht hierzulande, aber in San Francisco. Dort gibt es sehr viele Amerikaner, die krank sind, sich aber eine Behandlung nicht leisten können. Doch es gibt natürlich überall auf der Welt kranke Menschen, die nachts nicht schlafen können. Wenn man also Werbung für eine Behandlung von Depressionen schalten möchte, zum Beispiel weil man eine Studie zu einem neuen Medikament gegen Depressionen macht und dafür Patienten braucht, die händeringend Hilfe suchen, aber kein Geld für Hilfe haben, dann schaltet man Werbespots dafür nachts zwischen 2:00 Uhr und 4:00 Uhr. Da erwischt man nämlich genau diejenigen, die nicht schlafen können – und die sind zu einem ganz hohen Prozentsatz depressiv.

Und so sind wir beim Thema angelangt: Depression. Mir geht es darum, ein bisschen Gespür dafür zu vermitteln, was Depression eigentlich ist und wie es betroffenen Menschen damit geht und vor allem, was Depression wirklich mit einem macht. Und was man als depressiver Mensch tun kann, damit es einem wieder besser geht. Denn – und das ist das Schlimme – die Depression gehört zu den häufigsten Erkrankungen, die es laut dem deutschen Gesundheitsministerium auf der Welt gibt. Die Engländer gehen noch weiter. Das dortige Gesundheitsministerium beziehungsweise die entsprechende Institution meint: »Eigentlich ist jeder Mensch irgendwann im Leben depressiv.« Ja, also tatsächlich jeder. Ich würde nicht ganz so weit gehen. Aber ich behaupte, wer noch nie einen Durchhänger hatte, sich nicht einmal im Leben ein bisschen schlapp gefühlt hat und noch nie lustlos und niedergeschlagen war – wer das noch nie erlebt hat, dem fehlt etwas.

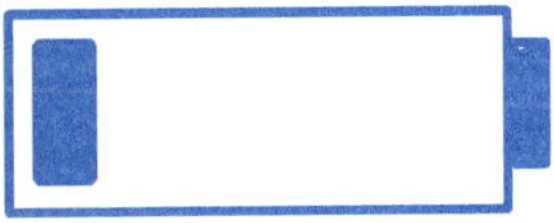

Ja, dem fehlt mindestens das Verständnis für andere Menschen, denen es gelegentlich mal so geht, und auf jeden Fall das Verständnis für Menschen, die tatsächlich depressiv sind.

Was ist Depression also? Man sagt, depressive Menschen haben eine depressive Stimmung. Nun, jeder versucht, sich ein bisschen einzufühlen, wenn ein anderer traurig ist, aber Depression ist mehr und etwas anderes als Traurigkeit. Sie geht erst in Richtung Traurigkeit, aber dann geht sie weiter. Irgendwann fühlen Depressive nämlich gar nichts mehr. Das erzählen sie auch: »Ich spüre nichts mehr.« Und das ist so schlimm, dass sie dem Arzt beispielsweise sagen, wenn es ihnen wieder ein wenig besser geht: »Herr Doktor, ich kann wieder weinen. Es geht schon besser.« Das kann dann ein echter Fortschritt sein!

Die depressive Stimmung ist also vor allem davon geprägt, dass man gar keine Stimmung mehr hat. Das heißt, für einen Depressiven ist es ganz normal, dass er zu nichts mehr Lust hat. Wir nennen das »Interesseverlust«, man hat dann kein Interesse an gar nichts; zum Beispiel machen Hobbys keinen Spaß mehr, man hat keinen Spaß mehr an dem, was man eigentlich gerne macht. Briefmarkensammler hören auf, Briefmarken zu sammeln, Fußballer gehen nicht mehr auf den Fußballplatz, Musiker haben keine Freude mehr am Musizieren. Was Spaß gemacht hat, macht plötzlich keinen Spaß mehr, weil man einfach keinen Spaß mehr haben kann.

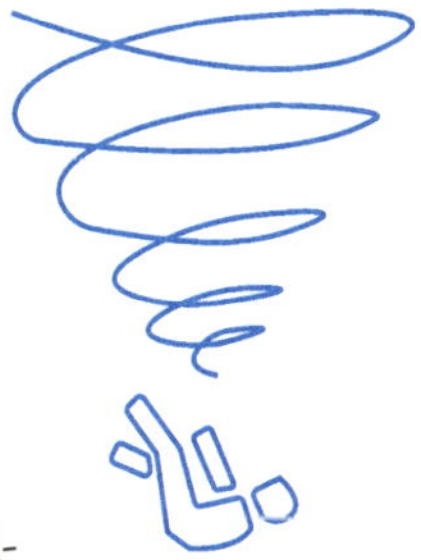

Wenn man keine Freude mehr erleben kann, hat man auch keinen Spaß mehr an dem, was allen Menschen eigentlich Freude macht, nämlich Sex und Essen. Es gibt aber auch depressive Menschen, die plötzlich Heißhunger haben, zum Beispiel auf Schokolade oder Schwarzwälder Kirschtorte. Auch diese Menschen können durchaus als depressiv gelten, weil es immer alles und auch das Umgekehrte gibt, gerade im Bereich der Depression. Es kann zum Beispiel sein, dass man viel schlafen muss und tatsächlich mehr schläft. Es kann aber auch sein, dass man viel weniger schläft, und dann auch noch gar nicht gut schlafen kann. Man sieht es jemandem auch nicht unbedingt an, dass er oder sie depressiv ist, denn nicht alle depressiven Menschen sitzen zusammengesunken auf einem Stuhl und bewegen sich nicht mehr. Es gibt auch depressive Menschen, die wie aufgezogen rumzappeln. Man spricht dann von einer »agitierten Depression«. Das kommt vor, nicht so häufig wie das Zurückgehen von Motorik, aber es kommt eben auch vor.

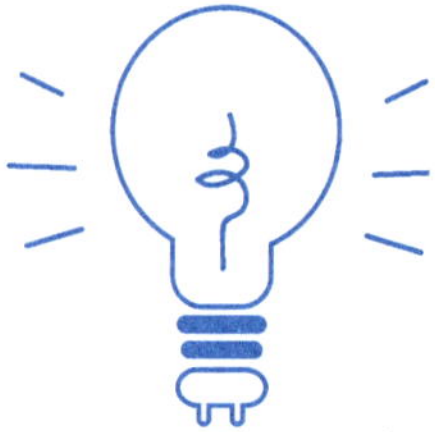

Ebenso kommen Konzentrationsstörungen vor. Man kann zwar niemanden fragen: »Sagen Sie, haben Sie manchmal formale Denkstörungen depressiven Gepräges?« Nein, aber man kann zum Beispiel fragen: »Haben Sie Konzentrationsstörungen?« Und da sagen viele Depressive: »Der Fokus verschwindet. Man kann nicht mehr an das denken, an das man denken möchte, sondern der

Kopf fühlt sich an wie Brei, so zäh und so langsam, und die Gedanken fließen nicht.« Und vor allem – das ist noch schlimmer – drehen sich die Gedanken immer wieder um dasselbe. Man spricht von »grübeln«. Das Grübeln ist für depressive Menschen deswegen unerträglich, weil es einfach nicht mehr verschwindet. Bestimmte Gedanken gehen ihnen nicht mehr aus dem Kopf.

Ganz wichtig ist zu verstehen, dass ganz bestimmte Denkweisen bei depressiven Menschen ganz häufig vorkommen. Zum Beispiel machen sie sich Sorgen um ihre Gesundheit. Oder sie machen sich Sorgen um ihre Zukunft, auch um ihre finanzielle Zukunft. Sie machen sich Sorgen, dass sie im Vergleich zu allen anderen viel kleiner sind und eigentlich gar nichts sind. Und diese Gedanken können so stark werden, dass sie sich bis zum Wahn steigern. Ich selbst habe Patienten kennengelernt, die ein gut gefülltes Konto hatten und steif und fest behauptet haben, dass sie bettelarm sind. Man konnte ihnen auch das Konto zeigen. »Ja, ja, die Zahlen stehen da. Aber, Herr Doktor, ich hab wirklich gar nix.« Das Aufzeigen der gegenteiligen Evidenz nützt also nichts. Genau das macht einen Wahn ja aus. Man kann jemandem einen Wahn nicht ausreden, und wenn einem das doch einmal gelingt, dann war es keiner. Das kennt jeder Psychiater. Für den Laien ist das ziemlich schwer zu verstehen. Aber das gibt es eben und genau das kommt in extremen Fällen bei depressiven Menschen auch vor. Und bezieht sich immer auf das Gleiche: auf nichts haben, nichts können, nichts sein, gar nicht mehr da sein. Man spricht vom »nihilistischen Wahn«. Jemand fühlt sich so, als wäre er einfach nicht mehr da.

Oftmals haben depressive Menschen auch Schmerzen: Herzschmerzen, Kopfschmerzen, Rückenschmerzen. Das Interessante ist: Wenn man depressive Menschen behandelt, dann kommen sie manchmal nach vier Wochen zur Tür rein und sagen: »Herr Doktor, wissen Sie, was komisch ist? Ich habe seit 20 Jahren Rückenschmerzen, bin von einem Orthopäden zum nächsten Chiropraktiker gerannt, und nichts hat geholfen. Und jetzt sind die Schmerzen mit einem Mal weg. Was ist denn da los?« Da sage ich: »Ihre Depression ist langsam besser geworden, und die Schmerzen waren ein Teil davon.« Das gibt es tatsächlich, und es ist gar nicht so selten. Verdauungsbeschwerden und viele andere Beschwerden gehören auch zu den Beschwerden von depressiven Menschen. Und vor allem natürlich Angst. Einfach so. Nicht Angst vor irgendetwas Bestimmtem, sondern einfach so Angst. Sie ist nichts anderes als ein Symptom der Depression, sie gehört direkt dazu und ist ganz oft ein wichtiger Bestandteil der »depressiven Symptomatik«, wie der Psychiater sagt.

Der depressive Mensch selbst merkt als Letzter, dass er depressiv ist. Er ist es einfach, und es fällt ihm nicht auf. Er merkt nur, dass es ihm schlecht geht. Aber er weiß nicht, warum, und er glaubt auch nicht, dass es eine Krankheit ist, sondern dass er es ist. Und er verzweifelt schier daran, dass seine Gedanken nicht mehr so richtig »fließen«, dass er keine Lust mehr hat. Das ist ja er selber. Er denkt also nicht: »Hier bin ich, und da ist die Krankheit, gegen die ich mich auflehnen kann.« Wenn man Letzteres denkt, kann man sagen: »Ich habe zwar Fieber, aber ich gehe trotzdem zur Arbeit.« Das ist zwar dumm, aber viele machen das ja. Oder: »Ich habe eine Erkältung und freue mich, zu Hause zu bleiben.« Oder was auch immer. Man denkt also: »Da ist die Krankheit, und da bin ich, und ich verhalte mich irgendwie zur Krankheit.«

Bei der Depression ist das wie bei anderen psychischen Störungen anders. Da ist die Krankheit einfach Teil von einem. Ein depressiver Mensch denkt: »Ich bin anders!«, nicht: »Ich bin krank.« Und deswegen merkt es der Kranke oft als Allerletzter. Wenn man ihn aber kennt und sagt: »Hör mal zu, ich kenne dich

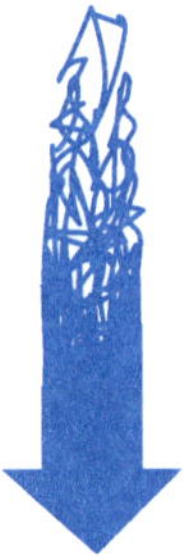

anders. Du bist doch nicht mehr du. Was ist denn mit dir los?«, dann entgegnet er nur: »Ach, lass mich in Ruhe.« Es ist also nicht so, dass der Kranke dann sagt: »Ja, Mensch, kannst du mir vielleicht helfen? Mir geht es wirklich schlecht.« Nein, der Kranke sagt: »Lass mich in Ruhe«, weil er sich eben nicht gut fühlt. Es gehört zur Krankheit dazu, dass man niemanden an sich ranlässt, dass man sich am liebsten verbuddelt, im Bett liegen bleibt, den ganzen Tag und die Nacht sowieso. Kontakte werden auf das Nötigste beschränkt. Der Patient führt so eine Art Minimalleben, das eigentlich gar kein richtiges Leben mehr ist. Und dann kommt es natürlich vor, dass man noch schwärzer sieht und dann irgendwann merkt: Man will das eigentlich auch alles gar nicht mehr. Von da ist es nicht weit zu »Ich will nicht mehr leben«. Dieser Gedanke drängt sich nahezu allen depressiven Patienten irgendwann auf. Manche erschrecken dann sofort vor sich selbst: »Hey, du hast doch Kinder. Nein, das kannst du nicht machen.« Oder: »Nein, Gott will nicht, dass ich mir selbst das Leben nehme. Das geht nicht.« Also machen sie es nicht. Ein guter Arzt spricht darüber, denn ein guter Arzt weiß, dass depressive Menschen daran denken. Der Laie denkt: »Ich werde den um Gottes willen nicht danach fragen, ob er schon mal daran gedacht hat, sich umzubringen. Sonst bringe ich ihn am Ende noch auf die Idee.«

Diese Angst braucht man nicht zu haben, denn die Idee hatte jeder Mensch schon einmal, und jeder Depressive erst recht. Deswegen weiß ein guter Arzt, dass man depressive Menschen besser darauf anspricht, um zum Beispiel herauszubekommen, wie weit diese Idee gediehen ist. Ist sie nur so ein bisschen diffus: »Ich könnte ja Schluss machen mit allem«, oder sind schon Medikamente in der Schublade angehäuft, ein Strick eingekauft oder liegt die Pistole im Nachtkästchen? Das gibt es alles. Das muss man rausbekommen, wenn man eng mit einem Depressiven verbunden ist oder wenn man der behandelnde Arzt ist. Darauf kommt es an, um zu verstehen, ob hier wirklich der Notfall »akute Suizidalität« vorliegt, denn dann muss man zum Teil den Patienten gegen seinen Willen behandeln. Das ist wirklich kein Vergnügen, das macht niemand gerne, schon gar kein Arzt, aber es muss manchmal sein.

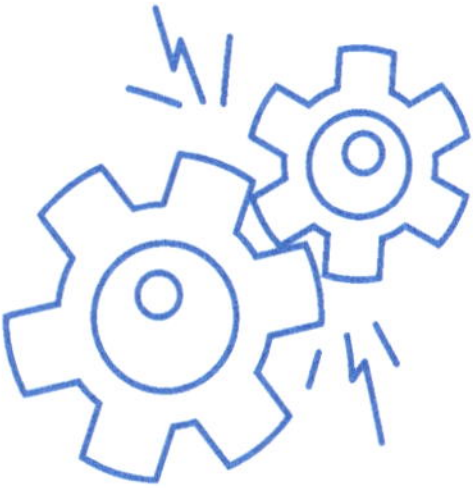

Die Patienten sind dankbar, wenn man sie behandelt hat und wenn sie aus dem Tief wieder draußen sind, denn dann wollen sie sich nicht mehr umbringen und schätzen ihr Leben erneut. Gott sei Dank geht das heute. Deswegen spreche ich darüber. Denn so häufig Depressionen sind – Depressionen gehören weltweit zu den häufigsten Krankheiten –, so schlecht werden sie behandelt. Ganze zehn Prozent aller depressiven Patienten werden so behandelt, wie man eine Depression heute behandeln kann! Stellen Sie sich mal vor, zehn Prozent aller Blinddärme würden richtig operiert und alle anderen

90 Prozent nicht. Undenkbar. In meinem Fachgebiet, der Psychiatrie, ist diese Behandlungsrate von depressiven Patienten derzeit noch der Normalfall. Das möchte ich ändern, und deswegen lesen Sie hier vielleicht weiter.

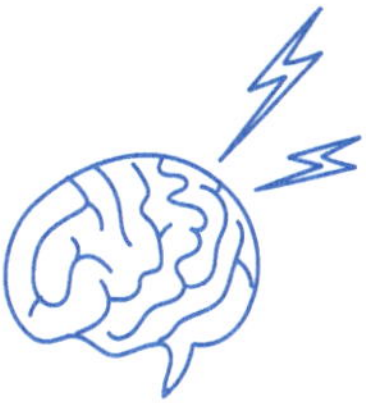

Depression bei Frauen – Burnout bei Managern?

Depressiv werden kann eigentlich jeder. Es ist zwar so, dass Frauen häufiger depressiv sind, aber das gilt nur für leichtere Depressionen. Schwere depressive Erkrankungen kommen bei Männern und Frauen gleich häufig vor. Das entspricht vielleicht nicht dem Eindruck, den man generell hat. Wir wissen auch nicht, woran es liegt, dass Frauen in den letzten Jahrzehnten deutlich depressiver geworden sind als Männer. Es kann sein, dass es sich um einen sogenannten Kohorteneffekt handelt. Das heißt, dass es eben passiert ist, dass es seit den Vierzigerjahren des letzten Jahrhunderts mehr depressive Frauen gibt. Es ist auch möglich, dass das mit der doppelten Belastung der Frauen zusammenhängt: Frauen schultern oft Berufsleben plus Familie, das heißt: doppelte Arbeit, doppelte Verantwortung. Das kann der Grund sein, es kann aber auch einen ganz anderen geben, und zwar den: Vor 100 Jahren gab es keine depressiven Männer. Wenn man Kummer hatte, hat man ihn im Alkohol ertränkt. Und wenn man öfters Kummer hatte, hat man öfters getrunken. Und dann gab es zwei Möglichkeiten: Entweder der Kummer ging irgendwie wieder weg, oder eben nicht, und dann hat man immer weitergetrunken. Und irgendwann mal war es unerträglich, und dann hat man sich erhängt oder erschossen. Aber depressiv war man natürlich nicht als Mann, »denn so ein richtiger Mann ist ja nicht depressiv«. Sie merken schon: Natürlich gab es Depressionen auch bei Männern. Wir wissen das unter anderem, weil es in der Weltliteratur schon vor Hunderten von Jahren sehr gute, detaillierte Beschreibungen von depressivem Erleben und depressivem Verhalten gab – bei Männern und Frauen.

Die Diagnose »Depression« ist also keine Erfindung der Pharmaindustrie oder irgendwelcher findiger Psychiater, die Geld verdienen wollen, wie manchmal behauptet wird. Nein, Depression gibt es tatsächlich, und sie gab es schon immer. Das Interessante ist, dass man sie bei Männern früher nicht so wahrgenommen hat oder dass man sie eher nicht wahrhaben wollte, denn – um das noch einmal zu sagen: Ein Mann, der depressiv war, das war ja kein Mann. Deswegen gab es eben auch keine depressiven Männer. Sie haben getrunken und sich dann erhängt oder erschossen.

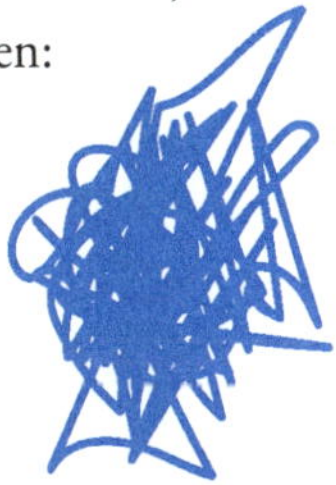

Heute wissen wir, dass es sogar Wochenbettdepressionen bei Männern gibt. Damit meine ich, dass, wenn die Mutter im Wochenbett liegt und die Hilfe des Vaters dann gefragt ist, es auch mal tatsächlich depressive Zustände bei

Männern geben kann – die dann auch nicht so einfach wieder weggehen, das ist mittlerweile recht gut untersucht. Natürlich kommen diese »Wochenbettzustände« bei Männern nicht so häufig wie bei Frauen vor, aber es gibt sie auch bei Männern.

Weil Depressionen bei Männern aber nicht salonfähig waren, hat man sich etwas Neues ausgedacht: Manager zum Beispiel haben nie Depressionen, die haben einen Burnout. Diese Bezeichnung wird dem Workaholic eher gerecht. »Burnout« heißt ja wörtlich »ausgebrannt«, und wer ausgebrannt ist, der hat auf jeden Fall mal gebrannt. Deswegen: Burnout darf man haben, so wie man als Manager ja auch einen Herzinfarkt haben kann. Das ist für manche ein Qualitätskriterium: Wer 60 ist und Manager und noch keinen Herzinfarkt hatte, der hat ja offenbar nicht so viel geleistet. Also: Herzinfarkte sind salonfähig. Nebenbei: Schlaganfälle sind das nicht, denn die machen wirklich etwas mit einem, was man gar nicht haben möchte: Lähmungen, Rollstuhl und alles, was dazugehört. Aber Herzinfarkte, doch, die darf man haben und die gehören eigentlich eher zum guten Ton, Depressionen eben nicht. Depressionen: nein – aber Burnout: ja. Das Problem ist, dass wir heute ganz klar sagen können, dass man vor einem Burnout nicht unbedingt gebrannt haben muss. Wir wissen zum Beispiel, wie hoch der Prozentsatz von Burnout bei Lehrern ist, die schon in ihrem Lehramtsstudium einen Burnout hatten: 25 Prozent. Wenn diese früheren Lehramtsstudenten später 35 Jahre oder länger als Lehrer gearbeitet haben, liegt der Prozentsatz von Burnout bei – 25 Prozent! Es folgt: Die haben nie gebrannt, denn schon im Studium war die Häufigkeit von Burnout exakt so hoch wie 35 und mehr Jahre später.

Der Begriff »Burnout« bezeichnet also genau das, was in der Psychiatrie der Begriff »Depression« bezeichnet. Ich habe nichts gegen neue Namen, wenn der Name dazu führt, dass die Sensibilität steigt. Dass man sagt: Ja klar, ich habe das und ich verstehe das so besser. Und dass man es sich vielleicht auch zugesteht, dass man das haben darf, sogar als Mann. Und wenn dies dann dazu führt, dass man den Arzt aufsucht und der sich dann auskennt und weiß: »Burnout« ist nur ein anderer Name für »Depression«, erfunden aus Gründen des besseren Marketings. Und der dann im Kopf alles so bedenkt, was er auch bei Depression bedenkt. Das ist mir ganz wichtig: ein Arzt, der sich gut auskennt, der weiß, wie er damit umzugehen hat. Dann ist es völlig in Ordnung, wenn man das, was früher Depression hieß und auch heute noch so heißt, auch Burnout nennt. Ich habe gar nichts gegen Modewörter, also, falls Sie ein Mann sind: Wenn ich in diesem Buch »Depression« sage, meine ich immer »Burnout« – speziell für die Manager unter den Lesern.

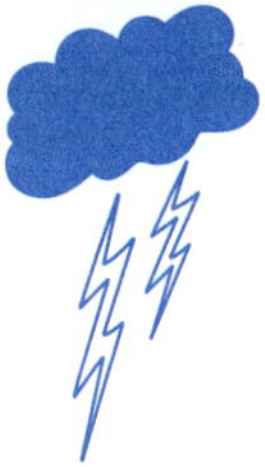

Die Züchtung neuer Hardware fürs Gehirn

Kommen wir aber zur Frage zurück, was eine Depression eigentlich ist, denn diesbezüglich gibt es leider immer noch eine Menge Missverständnisse.

Eine Depression ist für viele depressive Menschen wie gesagt keine Krankheit, denn sie sagen: »Das bin ja ich. Das habe ich nicht, wie ich einen Schnupfen habe. Und deswegen kann man mich auch nicht sobehandeln, denn ich bin einfach anders. Wie soll da ein Medikament auf meinen Geist und meine Gefühle wirken?«

Viele Menschen halten Depression auch für eine Charakterschwäche. Deswegen braucht man nicht zum Arzt, sondern muss sich zusammenreißen. Wir kennen das alle: »Komm«, Schulterklopfen, »wird schon. Reiß dich mal zusammen.« Was man wissen muss: Bei Patienten, die Depressionen haben, macht so ein Spruch nicht alles besser, sondern noch schlechter, weil sie merken, dass sie sich nicht zusammenreißen können. Je mehr sie versuchen, das zu tun, desto mehr scheitern sie.

Nebenbei glauben die meisten Menschen, dass Medikamente gegen Depressionen abhängig machen und irgendwie zur Sucht führen. Was auch nicht stimmt. Es gab früher solche Medikamente, bei denen das so war. Heute ist das nicht mehr so.

Halten wir noch einmal fest: Eine Depression ist mehr als nur ein Durchhänger oder eine gedrückte Stimmung, die man mal hat. Es handelt sich um eine ernst zu nehmende Erkrankung, die zum Glück jedoch behandelbar ist. Es gibt mehrere verschiedene Therapieformen bei einer Depression, die zum Teil miteinander kombiniert werden können. Ärzte sollten wissen, dass es wesentlich ist, den Patienten gut zu kennen, dass es aber nicht so wichtig ist, nach allen letzten Hintergründen zu fragen, wie der Patient wohl in die Depression reingerutscht ist. Weil jeder Patient irgendwie reingerutscht ist. Auch kann jeder Mensch, der zum ersten Mal depressiv ist, einem genau erzählen, warum das so ist: Es musste so kommen, weil man beispielsweise arbeitslos wurde, der Bruder eine schwere Krankheit hatte oder Ähnliches. Menschen, die über sich nachdenken, finden immer einen Grund, warum sie jetzt und hier zum ersten Mal depressiv sind. Auslösende Ereignisse kann man häufig bei depressiven Patienten anführen, vor allem dann, wenn sie zum ersten Mal erkranken. Interessant ist: Wenn die Depression wiederkehrt, findet man oft keine neuen Gründe

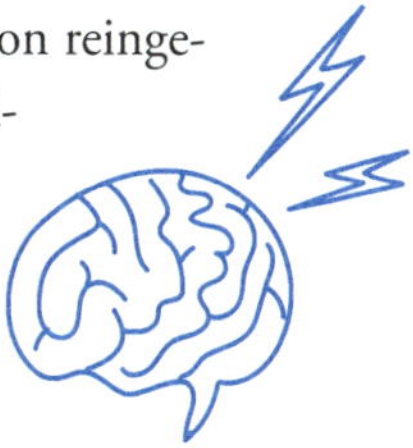

mehr. Die Depression kommt dann einfach so. Selbst die Patienten finden nichts Neues mehr, die Depression kommt einfach über sie.

Früher hat man deswegen versucht, unterschiedliche Typen von Depressionen zu unterscheiden. Man hat einerseits gesagt: »Es gibt offensichtlich Depressionen, die dadurch entstehen, dass dem Patienten etwas Schreckliches widerfahren oder passiert ist.« Und andererseits: »Es gibt Depressionen, die kommen einfach so von innen heraus.« Wenn man sagen konnte: »Die Patienten können irgendwie nicht so gut mit ihren Lebensumständen leben«, dann hat man diagnostiziert: »Es ist eine neurotische Depression.« Und bei den anderen Patienten, bei denen die Depression rein von innen heraus kommt, hat man diagnostiziert: »Das ist eine endogene Depression.« Seit mehr als 20 Jahren macht man diesen Unterschied nicht mehr, weil man weiß, dass es ihn so nicht gibt. Die Sache ist im Grunde viel einfacher: Die Wahrscheinlichkeit, nach einem Schicksalsschlag in eine Depression zu rutschen, ist groß. Es muss nicht passieren, aber es kann. Und je öfter einem das passiert, desto weniger Schicksal braucht es. Man rutscht dann auch einfach so in eine Depression. Das heißt: Mit jeder Depression, mit jedem Tag, an dem man depressiv ist, nimmt die Chance, dass man in Zukunft wieder depressiv wird, zu.

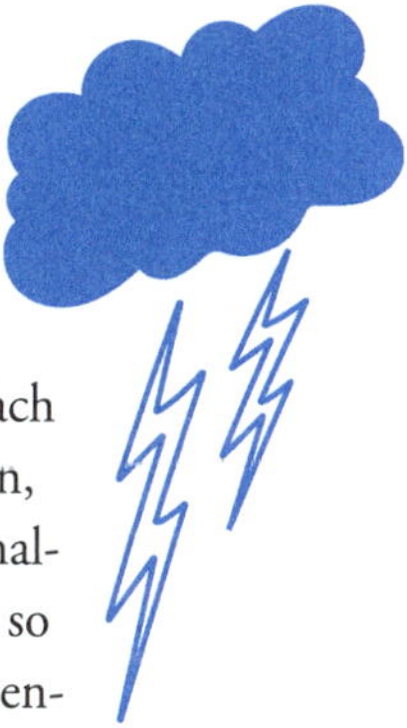

Im Grunde genommen ist das sogar ganz einfach zu erklären: Das Gehirn ändert sich mit seinem Gebrauch. Wenn ein Gehirn lange genug depressiv ist, dann hat es sich sozusagen an die Depression gewöhnt. Dann rutscht es einfach leichter in diesen Zustand hinein, bei dem Gedanken, Gefühle, Verhalten, Motorik und alles Weitere eben so sind und alles miteinander zusammenhängt. Und diese Zusammenhänge, wenn man sie durchlebt, werden noch ausgestaltet und vor allem gelernt.

Wichtig ist deswegen, Depressionen zu kennen und sie auch zu behandeln. Was ist zu tun? Ein leider noch immer weitverbreitetes Missverständnis ist: Wir müssen psychologische Ursachen psychologisch behandeln und wir müssen biologische Ursachen biologisch behandeln. Körper und Geist, Gehirn und Psyche gehören, und das wissen wir heute, so eng zusammen, dass es durchaus sein kann, dass man psychologische Auslöser-Momente mit biologischen Mitteln behandeln muss oder, umgekehrt, dass man bei klar vorliegenden biologischen Momenten viel sprechen muss, um die Probleme, die sich daraus ergeben haben, besser in den Griff zu bekommen. Lassen Sie mich das an zwei Beispielen erläutern:

Im ersten Fall geht es um eine Frau mit einem sehr großen Hirntumor, der frontal saß. Frontal sitzt auch der Antrieb, da sitzt das Wollen, da sitzt das Denken. Diese Frau hat in allen diesen Bereichen gelitten, denn es ging ihr in der Ehe nicht gut. Irgendwann hat man einen Gehirnscan gemacht und fand, dass da etwas sitzt, was da nicht hingehört. Sie kam in die Neurochirurgie, man hat das Teil entfernt, die Frau hat es überlebt und damit galt sie für die Chirurgen als geheilt. Das Problem war: Das Leben dieser Frau war völlig zerstört. Die Ehe war kaputt, der Beruf war weg, die sozialen Verhältnisse waren zerrüttet, es war alles kaputt. Was hat es da gebraucht? – Jemanden, der mit dieser Frau ein neues Leben aufbaut. Der fragt: »Was kann man tun? Wo kann man anfangen? Wie kann man neue Bekanntschaften finden? Kurz: Wie baut man ein Leben von null wieder auf, wenn alles, was vorher war, zerrüttet ist – und auch durch den Hirntumor zerrüttet wurde?« Wenn in einer medizinischen Prüfung ein Medizinstudent auf die Frage, wie man einen Hirntumor behandelt, antworten würde: »Psychotherapie«, dann würden die meisten meiner Kollegen ihn glatt durchfallen lassen. Ich würde erst einmal nachfragen, wie er das meint. Und wenn er das so meint, wie ich es gerade erzählt habe, dann würde ich sagen: »Ja, das ist richtig, wenn der Tumor zuvor entfernt wurde.« Denn man muss wissen, dass Gehirn und Geist miteinander wechselwirken.

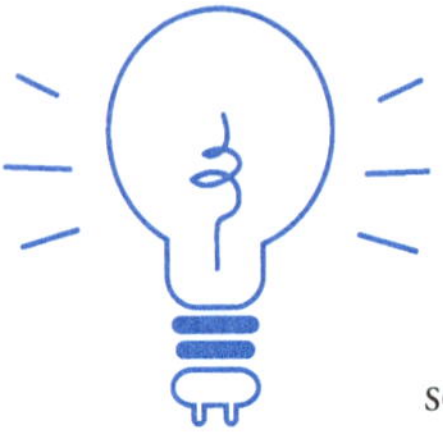

Umgekehrt kann es sein, dass jemand chronische psychische Probleme hat. Stellen Sie sich vor, Sie haben eine chronisch nicht gut laufende Beziehung. Sie kommen nach Hause und wissen nicht: Ist der Partner gut oder schlecht gelaunt? Macht er Ihnen wieder einen Vorwurf? – So etwas geht einfach nicht gut. Wenn das chronisch passiert, wenn also immer wieder etwas in der Beziehung passiert, das Sie nicht im Griff haben, das einfach über Sie hereinbricht, dann verursacht das Stress. Das Wesen von Stress ist nämlich nicht, dass irgendetwas passiert, was furchtbar ist, sondern dass etwas passiert, was nicht gut ist, das man nicht im Griff hat, weil es einfach über einen stürzt. Wenn mir also meine Beziehung Stress macht und ich den Stress erlebe, dann verursacht dieser Stress bei mir nicht nur einen hohen Blutdruck, der Stress bewirkt nicht nur, dass ich leichter Infektionen oder vielleicht ein Magengeschwür bekomme. Nein, der Stress macht auch meine Nervenzellen kaputt. Ja, Sie haben richtig gelesen: Stress macht Nervenzellen kaputt. Und zwar genau da, wo man die Nervenzellen für höhere geistige Funktionen wie Erleben und Gedächtnis braucht und wo Nervenzellen beim erwachsenen Menschen sogar nachwachsen. Das ist eine wichtige Erkenntnis der Gehirnforschung, die noch gar nicht so alt ist. Als ich Medizin studiert habe, hieß es: »Da im Hirn passiert nichts, da wachsen keine Nervenzellen nach. Die haben wir seit der Geburt und dann sterben sie weg.« Der Stand des Wissens vor gut 30 Jahren war also, dass wir Menschen quasi seit unserer Geburt den Hirntod auf Raten sterben. Heute wissen wir, dass in bestimmten Gehirnteilen Nervenzellen nachwachsen. Und zwar genau in denen, wo stressbedingt Nervenzellen auch kaputtgehen.

Es kann also sein, dass Sie lange Zeit Stress gehabt haben, zum Beispiel durch eine unglückliche Beziehung, zum Beispiel durch eine unglückliche Situation am Arbeitsplatz oder beides. Dann »geht Ihr Gehirn kaputt«. Und dann haben Sie irgendwann schlechtere Möglichkeiten, Ihr Leben zu meistern. Und nimmt dann der Stress noch zu, dann haben Sie es noch weniger im Griff. Und dann setzt ein Teufelskreis ein. Das Ende vom Lied ist, dass Sie depressiv sind. Wir wissen heute – dazu wird sehr viel geforscht –, dass 60 Prozent aller depressiven Menschen vermehrt Stresshormone im Blut haben, also Stress tatsächlich bei vielen Depressionen zum depressiven Geschehen dazugehört.

Was kann man tun? – Man kann versuchen, das Ausmaß der Kontrolle über die Situation zu verbessern. Das ist genau das, was Psychotherapie, wenn sie gut läuft, leisten kann. Depressive Menschen sind dann wieder in der Lage, die Sache im Griff zu haben, sich selbst, aber auch ein bisschen ihre Umstände. »Wo ES war, soll ICH werden.« Was meinte Freud damit? – Wo man sich von den eigenen Emotionen, den eigenen Gefühlen überrumpelt fühlt, soll man selbst wieder die Kontrolle haben. Und das kann man – zumindest ein Stück weit – in der Psychotherapie lernen. »Kontingenzmanagement« sagen Verhaltenstherapeuten heute dazu. Das ist letztlich genau das Gleiche, nur ein Wort dafür, dass man die Umstände und damit auch sich selbst besser in den Griff bekommt. Das ist der Versuch, Psychotherapie anzuwenden, um depressiven Menschen zu helfen.

Es gibt eine Reihe von weiteren speziellen Techniken, die Grübeleien zu stoppen oder auch bestimmte Verhaltensweisen nicht mehr zu tun, sondern stattdessen andere auszuführen. Es gibt eine ganze Reihe von Ansätzen, die das bewirken können. Aber letztlich geht es darum, dass man den Stress – und Stress heißt: »Ich habe es nicht im Griff« – reduziert.

Seit etwa 20 Jahren wissen wir, dass es Medikamente gibt, die bewirken, dass genau da, wo Nervenzellen absterben, wieder vermehrt Nervenzellen nachwachsen. Wenn ich das depressiven Patienten erzähle, dann sagen sie: »Her damit, Herr Doktor.« Und genau deswegen erzähle ich das meinen Patienten. Denn wenn man als Psychiater einem Patienten Medikamente vorschlägt, sagt der Patient oft: »Die chemische Keule, die mag ich nicht. Und das Zeug hat doch sicher Nebenwirkungen? Und es macht doch wahrscheinlich abhängig, oder?« Das sind die Gedanken, die sofort vielen depressiven Patienten durch den Kopf schießen, wenn man von Medikamenten spricht. Dann sage ich: »Nein, nein. Hören Sie mal zu. Die Medikamente, die wir heute einsetzen, haben erstens relativ wenige Nebenwirkungen und zweitens bewirken sie, dass Nervenzellen nachwachsen, mehr als sonst in Ihrem Gehirn. Und zwar genau da, wo Sie den Stress, den Sie die ganzen letzten Jahre gehabt haben, durch den Sie kaputtgegangen sind, im Kopf haben. Wir züchten also neue Hardware. Und wenn Sie wieder Nervenzellen haben, dann kommen Sie auch wieder besser mit sich und der Welt klar. Natürlich werden wir dann auch darüber sprechen, was Sie tun sollten, damit es nicht wieder so weitergeht, damit Sie nicht wieder reinrutschen. Aber wichtig ist zunächst einmal: Sie brauchen mehr funktionierende Nervenzellen. Die kaputten können wir nicht mehr zum Leben erwecken. Wir müssen welche züchten. Und dafür sind die Medikamente gut.« Die meisten Patienten sagen dann: »Okay, dann versuchen wir es mal.«

Ich füge dann noch an: »Wissen Sie, die Medikamente wirken auch nicht gleich. Das können sie gar nicht, denn da muss ja erst mal was wachsen.« Es ist tatsächlich so, dass Medikamente, die man gegen Depressionen gibt, erst nach ein paar Wochen wirken. Aber dann wirken sie eben auch und dann geht es den Patienten wieder besser.

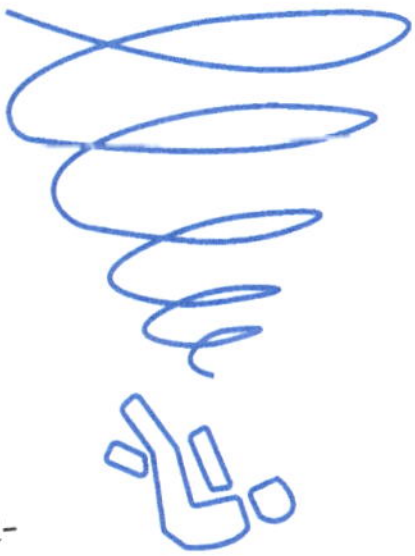

Die Vorstellung, man müsse die Biologie mit Biologie und die Psychologie mit Psychologie behandeln, entspricht heute nicht mehr dem Stand des Wissens. Und zwar deswegen, weil im Gehirn kein Unterschied zwischen Biologie und Psychologie gemacht wird. Das ist dasselbe. Und genau deswegen ist es auch wichtig, dass man tatsächlich den ganzen Patienten behandelt und nicht nur seine Biochemie richtet, ohne seine Probleme zu besprechen. Sondern dass man beides behandelt. Und vielleicht noch viel mehr, denn neben dem Besprechen und neben den Medikamenten gibt es doch einiges mehr, was man tun kann, damit sich depressive Patienten rasch wieder besser fühlen.

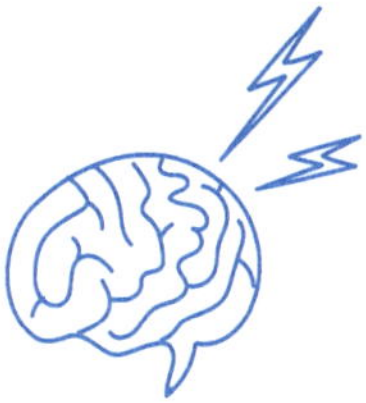

Hat man einen »normalen« Durchhänger oder doch schon eine Depression?

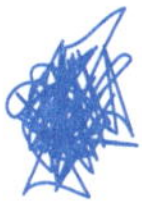

Ein depressiver Zustand, der drei Stunden dauert, ist keine Depression. Fast jeder hat mal einen Durchhänger und fast jedem geht es mal für eine gewisse kurze Zeit nicht so gut. Deswegen hat man sich in der Psychiatrie geeinigt, dass dieser Zustand schon länger andauern muss, damit er Krankheitswert hat. Einen Krankheitswert hat ein Zustand in der Psychiatrie dann, wenn man selbst oder wenn andere darunter leiden und wenn er ein bisschen länger anhält. Aber was heißt »ein bisschen länger«?

Das ist nicht so einfach zu sagen. Bis wann ist beispielsweise die Trauer über den Verlust einer geliebten Person noch Trauer? Und ab wann ist sie pathologische Trauer? Und ab wann ist sie dann Depression und nicht nur einfach Trauer? Es gibt Versuche, dafür die Anzahl von Wochen und Monaten anzugeben, aber letztlich ist jeder sein eigener Maßstab.

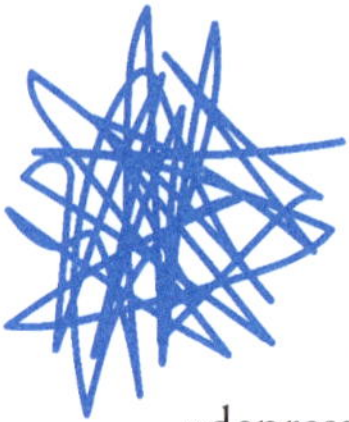

Was klar ist: Es gibt durchaus Fälle, bei denen jemand mal ein paar Wochen einfach ganz tief unten ist und das Tief dann wieder von alleine verschwindet. Man spricht hier von einer »depressiven Phase«. Das Interessante ist, dass solche Phasen ziemlich oft vorkommen, und das schon in jungen Jahren. Wir sprechen nämlich bei Depressionen nicht über eine Erkrankung des späten Erwachsenenalters oder der älteren Menschen. Natürlich werden auch ältere Menschen depressiv. Aber meistens beginnt die Erkrankung in jungen Jahren an, also mit 20, 25, 30 und nicht erst mit 60 oder 70.

Der Verlauf kann ganz unterschiedlich sein. Die depressiven Phasen können kommen und gehen und wieder kommen und gehen. Wenn das passiert, dann nehmen die Abstände dazwischen meist ab. Die depressiven Phasen kommen dann immer öfter, und es kann auch sein, dass sie immer schlimmer (also »tiefer«) werden und länger dauern. Es ist auch möglich, dass sie chronisch werden und man über Jahre hinweg darunter leidet. Und es gibt Fälle, bei denen es den Patienten ganz schlecht und dann wieder gut geht. Oder Menschen, die ganz umtriebig sind und plötzlich gar nicht mehr schlafen, aber es geht ihnen gut, wie die Patienten selber sagen.

In all diesen Fällen ist es wichtig, dass man tatsächlich etwas tut. Man kann behandeln. Um über mögliche genetische Belastungen mehr zu erfahren, kann man nachfragen: »Sagen Sie mal, hat das jemand in Ihrer Verwandtschaft gehabt?« Es müssen ja nicht Vater oder Mutter, sondern es können auch Oma, Opa, Onkel, Tante gewesen sein. Und dann heißt es oft: »Ja klar, der …« Und wenn das ein bisschen zurückliegt, kann beispielsweise auch eine Art von Aussage kommen wie: »Der Opa war wahrscheinlich nicht depressiv, aber er hat sich erhängt. Sie wissen schon.«

Interessant ist, dass es das alles gibt und dass das alles dann letztlich dazu führt, dass der Profi klar sehen kann, was wirklich Sache ist. Der Patient sieht die Zusammenhänge nicht (»ist alles schon so lange her«), der Profi sieht es. Und es ist die Aufgabe des Psychiaters, dass der Patient langfristig damit besser umgeht, dass er dem Patienten sagt, was eigentlich mit ihm los ist und was er tun kann. Es hängt sehr davon ab, dass man als Patient weiß, was man tun kann und was mit einem los ist und ob es einem langfristig auch wieder gut gehen und alles ein gutes Ende nehmen kann. Denn mit der Krankheit kann man durchaus leben. Man kann sie behandeln, man kann dafür sorgen, dass sie nicht wiederkommt oder mit einer geringen Wahrscheinlichkeit wiederkommt, und man kann letztlich sogar mit ihr alt werden. Das kann man nicht von jeder Krankheit sagen.

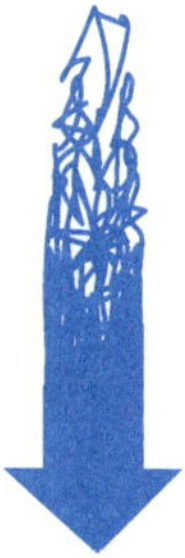

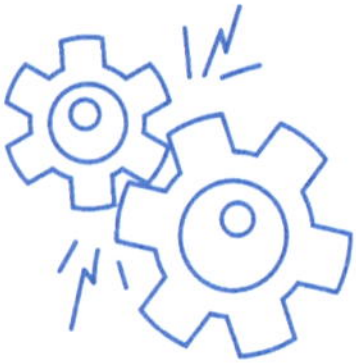

Warum sind Sport, Musik und verschiedene Therapieformen sinnvoll?

Nehmen wir an, jemand ist depressiv. Was kann er tun? Das Erste ist, wirklich zum Arzt zu gehen. Das ist oft das Schwierigste. Wenn der Patient selbst gar nicht merkt, dass er depressiv ist – und um das noch einmal zu sagen: Der Patient ist der Letzte, der es merkt –, dann können vielleicht andere Leute sagen: »Hör mal zu. Mit dir ist doch was? Geh mal zum Arzt.«

Warum ist das so wichtig? Weil der Arzt weiß, dass es eine Menge Krankheiten gibt, bei denen man auch lustlos und abgeschlagen ist und Schlafstörungen hat und es einem einfach nicht gut geht. Das kann auch an anderen Krankheiten liegen, zum Beispiel an einer Unterfunktion der Schilddrüse oder an einer Blutarmut oder an einer chronischen Infektion. All diese Krankheiten kann Gott sei Dank die moderne Medizin diagnostizieren und behandeln oder ausschließen. Man spricht von Differenzialdiagnose, und die ist bei depressiven Zuständen sehr wichtig und vor allem besonders vielfältig. Liegt beispielsweise eine Blutarmut vor und stellt sich heraus, dass die Niedergeschlagenheit nicht Symptom einer Depression war, sondern ein Symptom von Blutarmut, dann muss diese behandelt werden. Dann gehen Blutarmut und das depressive Syndrom zurück. Liegt eine Unterfunktion der Schilddrüse vor, dann muss die Schilddrüse behandelt werden, und plötzlich fühlt sich der Patient wieder pudelwohl. Es gibt sehr viele Krankheiten, die mit Niedergeschlagenheit, schlechter Stimmung, Konzentrations- oder Schlafstörungen einhergehen. Daher ist die internistische und neurologische Differenzialdiagnose eines depressiven Syndroms – so nennt man eine Depression, wenn man (noch) nicht weiß, was dahintersteckt – sehr wichtig. Und diese muss durch einen Arzt erfolgen.

Der Besuch beim Arzt ist auch aus weiteren Gründen sinnvoll. Der Arzt kann den Patienten zum Beispiel zum Psychiater überweisen. Und der weiß dann, dass es nicht nur darum geht, dass der Patient Pillen nimmt. Und dass es nicht nur darum geht, dass er darüber spricht: »Wie kam das denn alles?« und »Was war da?« und »Was kann ich besser machen?«. Der Psychiater weiß auch ganz praktische Dinge. Zum Beispiel weiß er, dass sich »körperliche Aktivität« ziemlich positiv auswirkt. Das ist auch neu. Nicht nur bestimmte Medikamente bewirken, dass Nervenzellen nachwachsen, sondern sie wachsen auch nach, wenn man ein bisschen joggt. Und zwar genau da, wo sie stressbedingt auch kaputtgehen: in einem bestimmten Hirnbereich, der Hippocampus heißt. Wenn er nicht mehr richtig funktioniert, kann man sich schlecht konzentrieren, dann kann man sich nichts mehr merken, dann geht es einem eben nicht gut. Und wenn er richtig funktioniert, dann geht das alles viel besser. Also noch einmal: Ich als depressiver Mensch kann selbst etwas tun, ohne Medikamente. Ich kann zum Beispiel joggen gehen.

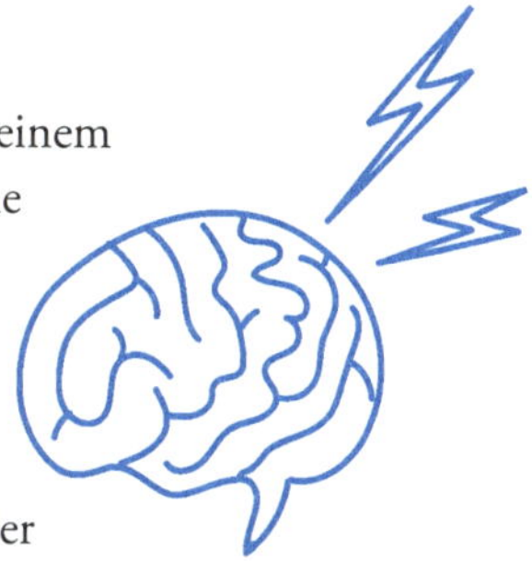

Aber nun klopfen Sie mal einem depressiven Patienten auf die Schulter und sagen: »Gehen Sie doch dreimal die Woche joggen!« Dann geht das richtig schief. – Warum? Depressive Menschen sind in aller Regel gewissenhaft. Dass viele Depressive, auch, wenn sie gerade nicht depressiv sind, sehr gewissenhaft sind, steht inzwischen in jedem Lehrbuch. Es sind sehr zuverlässige Menschen. Und wenn man ihnen sagt: »Gehen Sie joggen!«, dann sausen sie los. Und wenn solche Menschen vielleicht untrainiert sind, weil sie schon lange depressiv sind und deswegen schon lange nicht mehr ihren Körper so richtig angestrengt haben – oder vielleicht ist die eine oder der andere sowieso nicht gerade die/der Sportlichste –, was passiert, wenn sie lossausen und nach einer Minute, zwei oder drei Minuten zusammenklappen, weil es einfach nicht mehr geht? – Dann haben sie noch ein Frustrationserlebnis. Dann ging schon das Frühstück nicht und es ging auch nicht das Telefonat. Und das Joggen ging auch nicht. Und damit ist alles noch viel schlimmer geworden, denn: »Ja, das kann ich auch nicht mehr, Herr Doktor.«

Weil wir wussten, dass körperliche Aktivität tatsächlich zum Nachwachsen von Nervenzellen führt, und weil wir wussten, dass Nervenzellen bei depressiven Menschen stressbedingt kaputt sein können, haben wir uns am Klinikum Ulm schon vor gut 20 Jahren überlegt, dass man depressive Menschen irgendwie dazu kriegen müsste, dass sie richtig laufen. Was ist mit »richtig laufen« gemeint? – Ganz locker traben, eben so locker, dass sie es auch schaffen. Und wer ein bisschen Übergewicht hat oder nicht so gut trainiert ist, der braucht eigentlich gar nicht zu traben. Da reicht es schon, wenn er oder sie schnell spazieren geht. Wie schnell? Wie lange? Aus guten Untersuchungen weiß man, dass bestimmte Stoffe aus dem Blut ins Gehirn gelangen, wenn man sich körperlich verausgabt. Und zwar nicht zuletzt genau die Stoffe, die bei depressiven Menschen im Gehirn fehlen. Deswegen ist es ja so gut, wenn sie laufen. Deswegen fühlen sie sich auch sofort ein bisschen besser, und langfristig wachsen Nervenzellen nach.

Wie muss man nun laufen? Nun, dazu hat man auch Studien gemacht. Das Ergebnis: Man sollte mit 50 Prozent der Maximalleistung, etwa 40 bis 60 Prozent, laufen. Aber wie weiß man, dass man gerade mit 40 bis 60 Prozent der Maximalleistung joggt? Kommen wir zu dem Trick, den wir angewendet haben und weswegen das Ganze funktioniert hat. Wir haben die Patienten erst einmal auf ein Fahrradergometer gesetzt und zu ihnen gesagt: »Jetzt strampeln Sie mal so viel wie möglich.« So haben sie 100 Prozent getreten. Und wir haben nachgesehen, wie viel Watt das ergeben hat. Dann haben wir 40 Prozent dieser Leistung ausgerechnet und jeweils gesagt: »So, jetzt treten Sie mal soundso viel.« Anschließend haben wir den Puls gemessen. Wir wussten dann also bei jedem Patienten, wie hoch dessen Puls bei einer Leistungsfähigkeit von etwa 40 Prozent ist, die jeder Mensch durchaus mal eine Weile durchhält. Es waren bei den Patienten die eigenen 40 Prozent von ihren eigenen 100 Prozent, die sie eben so schafften. Und wenn man dann den Patienten – und das haben wir gemacht – Pulsuhren umbindet und ihnen den Auftrag gibt: »Passt auf, ihr dürft jetzt Sport machen. Wir joggen zusammen in der Gruppe, das macht auch mehr Spaß, aber jeder hat für sich die Verantwortung, dass sein Puls nicht höher geht als der Wert, den

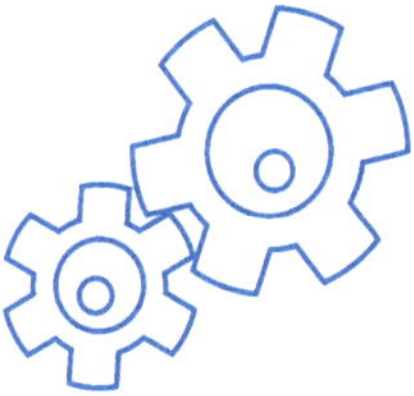

wir euch vorhin gesagt haben. Das ist euer Wert und er darf nicht überschritten werden. Und wenn ihr zu schnell rennt und der Puls zu hoch geht, dann macht langsamer.«

Wenn man sagt: »Sorgt selbst dafür, dass euer Puls diesen Wert nicht überschreitet«, dann passiert Folgendes: Dann können auch die unsportlichsten Menschen plötzlich eine halbe Stunde schnell gehen oder langsam joggen oder sich auf jeden Fall fortbewegen; und sie halten das durch. Und nach dieser halben Stunde fühlen sie sich erstaunlich gut und haben ein Erfolgserlebnis. Und sie sagen: »Oh, das machen wir wieder. Übermorgen geht es weiter, dreimal die Woche, jawohl.« Und nach sechs Wochen fühlen sie sich tatsächlich besser – das ist nachgewiesen und international publiziert. Deswegen sind zum Beispiel Sporttherapie, gemeinsames Joggen oder andere gemeinsame sportliche Aktivitäten in den psychiatrischen Kliniken, die ich kenne, Bestandteile der Behandlung depressiver Menschen. Sporttherapie verursacht ebenso neue Nervenzellen – auf eine andere Weise als Medikamente – und hilft damit auch.

Eine andere Behandlung bei Depressionen ist zum Beispiel Musik. Viele Menschen erleben Musik als etwas sehr Schönes, sie entspannen sich dabei und können währenddessen auch mal etwas vergessen. Musik schiebt die Stimmung, das wissen wir, auf ein normales, schönes, angenehmes Level. Es muss natürlich Musik sein, die Spaß macht. Und die Patienten müssen auch Menschen sein, denen Musik Spaß macht. Deswegen gehört Musiktherapie zur Behandlung von Depression dazu. Aber, und das ist wichtig, nur bei denen, die das auch möchten: »Herr Doktor, bitte. Bitte. Also, ich mache ja alles gerne mit, aber Musik kann ich einfach nicht und es macht mir überhaupt keinen Spaß.« Da bin ich dann der Erste, der sagt: »Ja, dann brauchen Sie auch keine Musik zu machen.« Denn ich will keinen mit Musik »triezen« oder ärgern, nur weil ich davon überzeugt bin, dass Musik gut bei

Depression ist. Nein, das will ich um Gottes willen nicht. Wenn Musik für einen angenehm ist, dann ist das gut und dann macht derjenige das auch.

Nicht anders ist es zum Beispiel mit Holzarbeiten oder, was viele Menschen gerne machen, mit Malen. Das hat man ja selbst im Griff. Man kann selbst etwas schaffen. Und dieses Gefühl »Ich habe etwas geschafft«, wenn man es hinbekommen hat, ist etwas ganz Tolles. So kann man den Menschen entsprechende Gefühle vermitteln, man kann mit ihnen auch über ihre Werke sprechen. Man kann ihnen einfach wieder die Lust an der Welt, am Leben vermitteln. In ganz kleinen Schritten natürlich, aber man kann es versuchen. Ganz vieles, was in guten psychiatrischen Kliniken läuft, geht in diese Richtung und stellt flankierende Maßnahmen dar. Denn einfach nur abwarten, bis die Depression besser wird, ist das Schlimmste, was man machen kann, denn es dauert so lange, bis sie besser wird. Und das Warten und damit auch das Erleben der Depression macht sie ja nicht besser, sondern schlimmer.

Deswegen wollen wir an der akuten Lebensweise der Menschen so viel wie möglich ändern, zum Besten hin, damit das Leben schon wieder da ist – von außen ein bisschen angeschubst –, bis die Chemie nachkommt und nachhinkt. So holen wir die Menschen aus dem Tief heraus. Das geht ziemlich gut. Man kann nämlich Depressionen heute ziemlich gut behandeln. Es passiert aber leider nur bei zehn Prozent aller Fälle, wie ich schon gesagt habe. Und das könnten wir verbessern.

Was sind leichte, mittelschwere und schwere Depressionen?

Man unterscheidet leichte Depressionen, mittelschwere Depressionen und schwere Depressionen. Ich als Psychiater sehe eigentlich gar keine leichten Depressionen, denn die meisten leicht depressiven Patienten landen, wenn sie überhaupt zum Arzt gehen, beim Hausarzt. Und da sind sie auch bestens aufgehoben. Mittelschwere depressive Patienten sieht dann der Facharzt. Denn wenn jemand zum Facharzt geht, weil es ihm nicht gut geht und er eine Depression hat, kann man sie mindestens als mittelschwer bezeichnen. Alleine schon deswegen, weil der Patient zum Facharzt gegangen ist. Denn wer geht schon gerne zum Facharzt? Und dann gibt es Menschen mit schweren Depressionen, da geht gar nichts mehr. Die Depressionen können so schwer sein, dass die Patienten zum Facharzt gehen, wenn es eigentlich schon zu spät ist. Sie kommen dann erst einmal auf die Intensivstation, weil irgendetwas geschehen ist, was sie an den Rand des Lebens gebracht hat. Wenn es gut gelaufen ist, dann eben nur an den Rand des Lebens und nicht in den Tod. Wenn es noch besser gelaufen ist, hat irgendjemand das vorher gemerkt. Es ist die Aufgabe von jedem Arzt, einen depressiven Menschen darauf anzusprechen: Ungefähr so: »Sagen Sie, wenn es einem so geht, dann denkt man doch auch an das Schlimmste, oder?« – »Ja.« – »Haben Sie sich schon mal genau überlegt, wie Sie das machen?« – »Na ja, nee.« – »Wirklich nicht?« – »Na, doch, ich habe mir schon den Baum ausgesucht.« Wenn es so weit ist,

wird der Facharzt sagen: »Ich muss Sie in die Klinik einweisen.« Und es ist wichtig, dass er es dann auch tut.

Suizidale Patienten gelten als schwierige Menschen in unserem Fach. Denn ein Mensch, der sich umbringen will, ist zunächst einmal ein anderer Mensch. Er denkt eigentlich bloß noch darüber nach: »Wie bekomme ich das hin? Wie mache ich das?« Er tickt nicht mehr so wie andere Menschen, er tickt einfach anders. Das sieht man daran, dass diese Menschen plötzlich an kaum etwas anderes mehr denken können als an das, dass sie das jetzt machen müssen. Eigenartigerweise haben sie schon ganz bestimmte Vorstellungen. Und wenn es zum Beispiel aus irgendeinem Grund nicht klappt, dann klappt es eben nicht. Wenn man zum Beispiel in San Francisco wohnt, dann springt man von der Golden Gate Bridge – außer, die Brücke ist vernebelt, dann springt da keiner runter. Man springt also von der Golden Gate Bridge, obwohl man über mehrere Brücken fahren muss, um zu ihr zu kommen. Bei diesen Brücken ist meistens kein Nebel, eigentlich könnte man ja auch da … Nein, man fährt zur Golden Gate Bridge und wenn an der Golden Gate Bridge Nebel ist, fährt man wieder nach Hause und es hat eben nicht geklappt. Man sieht an dem Beispiel, dass depressive Menschen nach einer anderen Logik denken als Gesunde.

Es gibt viele solcher sehr eigenartigen Fälle. Denn schwer depressive Menschen fällen keine rationalen Entscheidungen. »Jetzt verhält es sich mit meiner Lebenssituation so und so und so, und der Ausweg kann nur sein: Ich nehme mir das Leben.« So wird es manchmal in Philosophiebüchern verkauft, aber so ist das nicht. Menschen, die akut suizidal sind, ticken einfach anders. Ein Kollege hat mir erzählt, bei ihm gebe es eine Brücke in der

Stadt, von der schon öfter Menschen runtergesprungen sind. Diese Brücke ging zum Teil über einen freien Platz, einen Platz, auf dem Kinder spielten. Die ganze Situation hat dazu geführt, dass die Gemeinde gefordert hat, dass man hier etwas tun müsse. Und zur Verwunderung aller hat man über diesen Platz, auf dem die Kinder gespielt haben, ein Netz gespannt – aber nur über diesen Platz. Alle haben sich gewundert und gesagt: »Ja, das kann doch nicht sein. Jetzt springen die halt von anderswo, wo das Netz nicht ist, die Brücke runter.« Aber was keiner für möglich gehalten hatte, ist passiert: Seitdem das Netz über dem Platz gespannt ist, springt überhaupt niemand mehr von der Brücke. Weil diese Menschen eben nur da gesprungen sind, wo ein freier Platz war, und nicht da springen wollten, wo sie sich vielleicht irgendwie in Kabeln oder in Hochspannungsmasten oder in irgendetwas anderem verhakeln konnten. Es musste schon ein freier Platz sein, wo man nach dem Sprung in den Tod landet und dann richtig tot ist. Und als das nicht mehr der Fall war, sprang niemand mehr von dieser Brücke. So wie von der nebligen Golden Gate Bridge keiner runterspringt.

Daran sieht man, dass es hier nicht um eine rationale Entscheidung geht, die dann in den rationalen Handlungsvollzug umgesetzt wird, sondern dass es darum geht, dass Menschen ganz eingeengt sind auf eine bestimmte Handlung, sodass sie sich dann auf sehr eigenartige Weise verhalten. Und dass, wenn man es schafft, diesen Zustand zu durchbrechen und die akute Selbsttötungsmaßnahme, die jemand im Kopf hat und die er unbedingt durchführen will, verhindert, man das Problem dann wirklich gelöst hat. Denn dann muss man »nur noch« tatsächlich die Depression behandeln. Oft stellt sich schon nach ein paar Tagen ein kleiner Fortschritt ein. Und wenn ein kleiner Fortschritt da ist, wenn man also ein bisschen weitergekommen ist, dann ist ein kleiner Hoffnungsschimmer am Horizont zu sehen. Und dann schöpft der Patient wieder Hoffnung und es geht weiter. Und dann ist er plötzlich tief dankbar dafür, dass man dafür gesorgt hat, dass er noch lebt.

Wenn man solche Menschen und Situationen lange genug und immer wieder erlebt hat, dann ist man als Arzt sehr dankbar, dass es die Möglichkeit gibt, jemanden gegen seinen Willen einzuweisen und sogar zu behandeln. Können die Psychiater das? Dürfen sie das? Meine Meinung ist klar. Wenn ich sage: »Ich kann nicht mehr, ich will nicht mehr. Ich lege mich vor den Zug«, muss mein bester Freund sagen können: »Nein, nein, wir legen dich in die Röhre und sehen nach, was mit dir ist.« Und wenn ich dann sage: »Nein, ich will mich vor einen Zug legen«, dann nimmt er mich hoffentlich am Arm und packt mich und bringt mich in die Röhre. Nicht, weil das Gesetz ihm das erlaubt, sondern weil es mein bester Freund ist,

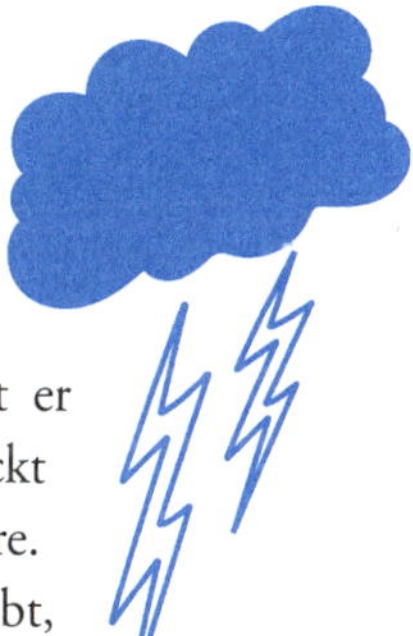

dem etwas an mir liegt. Und dass wir heute so weit sind, dass jemand verhungert ist, weil es ihm nicht gut ging und weil er das darf, weil man ihm nicht reinreden darf, dann gefällt mir das ganz persönlich nicht. In einer solchen Gesellschaft möchte ich nicht leben. Ich will in einer Gesellschaft leben, in der sich die Menschen umeinander kümmern, in der die Menschen wissen, dass Menschen auch Ausnahmezustände durchmachen. Und in der man dann auch Ausnahmen machen muss bei den Gesetzen, die uns Freiheit erlauben, weil es für manche Menschen langfristig wirklich das Bessere ist.

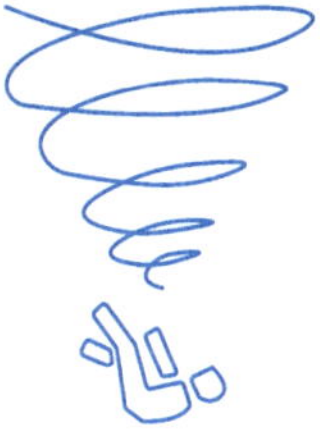

Was also tun bei Depression?

Überlegen wir noch einmal zusammenfassend, was man tun kann, was jeder Betroffene tun kann, was Freunde tun können, was der Hausarzt tun kann und was der Facharzt tun kann – ambulant oder stationär in einer psychiatrischen Klinik.

Was kann man selbst tun? – Das Wichtigste ist, sich selbst ein bisschen klarer zu sehen und vor allem auch ehrlich mit und zu sich selbst zu sein. Ich habe schon mehrmals erwähnt, dass der betroffene Patient der Letzte ist, der merkt, dass er krank ist. Das trifft nebenbei bemerkt auch auf erkrankte Ärzte zu, sogar auf erkrankte Psychiater. Es ist gerade für einen Psychiater schwer zu kapieren, dass er selbst depressiv ist.

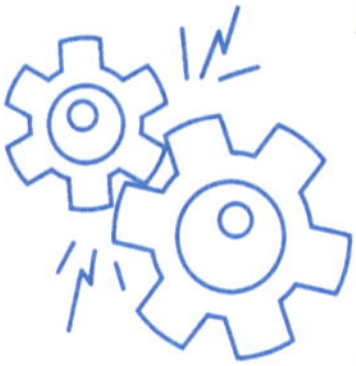

Für jeden depressiven Menschen gilt: Wenn ich weiß, dass ich mich in einem Zustand befinde, der nicht gut ist, dann muss ich diesen ändern. Das bin ich mir selber schuldig. Ich bin es auch meinen Lieben schuldig. Denn niemand ist schwerer zu ertragen als ein chronisch depressiver Mensch. Das macht einen fertig – als Ehefrau, als Ehemann, als Vater, als Sohn, als Mutter oder Tochter.

Die Sache wirklich ernst zu nehmen, ist das Wichtigste. Also zum Arzt gehen, zum Hausarzt, vielleicht auch zum Psychiater, vielleicht sogar in die Klinik. Ich habe schon drüber gesprochen, dass es heute eine ganze Reihe von therapeutischen Verfahren gibt, die bei Depression wirklich helfen. Sprechen ist wichtig, um zu verstehen, was ist, um dazuzulernen, um sich selbst und seine Umgebung, die anderen, besser zu verstehen und dadurch mehr Kontrolle zu erhalten – über das ganze Geschehen. Wie schon gesagt, ist auch körperliche Aktivität eine Möglichkeit, selbst etwas zu tun. Nicht nur um aus einem Tief herauszukommen, sondern auch wenn man wieder aus dem Tief heraus ist – zur »Rezidivprophylaxe«, wie wir sagen. Damit die Depression nicht wiederkommt.

Aber es gibt noch viel mehr. Rausgehen an die frische Luft und vor allem ans Licht zu gehen, sind Maßnahmen, die jeder ergreifen kann. Denn Licht bewirkt, dass es uns besser geht. In die Natur zu gehen, bewirkt, dass wir uns besser fühlen. Auf Beton zu sehen, ist nicht so gesund, wie auf Bäume zu gucken. Das wissen wir. Und das betrifft Körper und Geist. Natur zu erleben, ist etwas sehr Heilsames.

Gemeinschaft mit anderen Menschen ist etwas Gutes. Sich zurückzuziehen aus der Gemeinschaft ist ein depressives Symptom. Natürlich gibt es auch Eigenbrötler, Einzelgänger, die tun das einfach so und finden nichts dabei. Aber ganz oft ist der soziale Rückzug etwas, was mit Depressionen ganz eng verknüpft ist. Und da ist dann wichtig, es zu merken und aktiv gegenzusteuern. Das klappt nie mit Schulterklopfen und Sprüchen wie »Komm, geh mal wieder unter Leute«. Wer nicht gut drauf oder wirklich schwer depressiv ist, dem fällt das eben besonders schwer, er probiert es vielleicht sogar und erlebt, dass er es nicht kann. Er hat dann noch ein Frustrationserlebnis mehr, und das tut nicht gut. Deswegen ist es so wichtig, dass jemand da ist, der die ganze Therapie überwacht und auch weiß, was jemandem zuzumuten ist und was eben nicht verlangt werden kann. Deswegen wirken auch Selbsthilfemöglichkeiten nur beschränkt. Wer wirklich krank ist, der braucht auch wirkliche Hilfe. Der zieht sich nicht selbst an den Haaren aus dem Sumpf, weil das nicht geht. Nur Münchhausen konnte das, ein Depressiver kann es nicht.

Was können Freunde tun? – Die Sache wirklich ernst zu nehmen, ist das Wichtigste. Also beispielsweise den Betroffenen zum Arzt begleiten, zum Hausarzt, vielleicht auch zum Psychiater, vielleicht sogar in die Klinik. Sich also gegenüber dem Patienten bemühen, dass er Hilfe bekommt. Das kann zuweilen richtig schwierig sein, ist aber das Beste, was man tun kann. Ein Profi nützt nur dann etwas, wenn er auch eine Chance dazu hat.

Und was können die Ärzte tun? Ich habe schon darüber gesprochen, dass es heute Medikamente gibt, die tatsächlich ursächlich am Gehirn Dinge verbessern. In der Klinik arbeiten wir außerdem zum Beispiel routinemäßig mit Licht. Vor allem im Winter, weil um diese Zeit draußen ja wenig Licht vorhanden ist. Hierzu werden sehr helle spezielle Lampen verwendet, vor die wir die Patienten dann am Morgen eine halbe Stunde lang setzen. Den Patienten geht es danach deutlich besser. Nicht allen, aber manchen.

Manchmal hilft es auch, die Patienten nachts um 1:30 Uhr aufzuwecken und dann wach zu halten. Es geht ihnen dann am nächsten Tag eigenartigerweise besser. Vielleicht haben auch Sie schon einmal festgestellt: Wenn Sie eine Nacht fast durchgemacht haben, waren Sie am nächsten Tag richtig aktiv und erst am übernächsten Tag richtig k. o. Das geht nicht jedem so, aber vielen. Deswegen hilft diese Maßnahme auch nicht allen Depressiven, aber manchen.

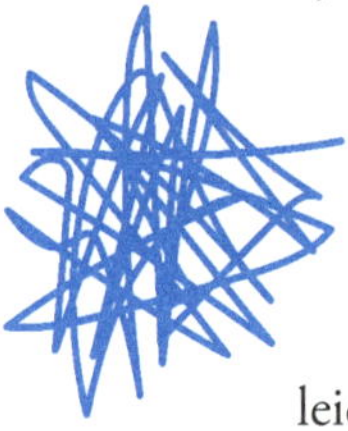

Es gibt auch den Fall der sogenannten saisonalen Depression. Darunter leiden Menschen, die zu einer bestimmten Jahreszeit unter einer Depression leiden. Der Arzt erkennt sie gleich. Es sind die, die sagen: »Ich fliege dann auf die Kanaren. Da steige ich aus dem Flugzeug, und es ist noch nicht besser. Aber so am zweiten, dritten Tag, wenn die Sonne scheint, da merke ich es.« (Nebenbei bemerkt: Wer sagt: »Ich steige aus dem Flugzeug aus und schon geht es mir gut«, der hat keine saisonale Depression, das weiß jeder Fachmann. Denn es dauert ein paar Tage, bis das Licht wirkt.)

Es gibt noch eine Reihe von anderen Behandlungen in einer Klinik. Die älteste und bis heute wirksamste Behandlung schwerer depressiver Zustände besteht in der sogenannten Elektrokrampftherapie. Diese war früher ganz dramatisch. Heute wird sie – unspektakulär – in Narkose durchgeführt. Es ist das letzte Mittel, wenn nichts mehr geht. Und es wirkt tatsächlich. Relativ heftig, aber relativ durchdringend. Und bei manchen Patienten hilft nur dieses Therapieverfahren und sonst gar nichts. Dann muss man sie eben auch anwenden.

In den letzten Jahren sind noch Maßnahmen hinzugekommen, die es früher nicht gab. So können wir beispielsweise das Gehirn von außen stimulieren, mit Magnetfeldern oder auch mit ganz leichtem elektrischem Strom. Den spürt man kaum. Auch damit erzielt man Erfolge. Das Ganze befindet sich zwar noch im Forschungsstadium, aber es scheint zu funktionieren, wie so oft eben bei manchen Patienten. Man kann auch den Vagusnerv stimulieren. Das wird mit Elektroden gemacht, die man einpflanzt. Das kann man aber auch von außen mit kleinen elektrischen Impulsen machen. Auch das wirkt bei manchen Patienten.

Oder man kann die Ernährung ändern. Manche Typen von Fettsäuren fehlen bei depressiven Menschen. Und wenn man diese zuführt, dann geht es ihnen auch wieder besser. Dazu gibt es ein paar Untersuchungen. Das Ganze ist noch nicht Routine. Aber es deutet sich an, dass es bei manchen Patienten hilft.

Sie sehen schon: Es ist nicht so, dass es *die* Wunderwaffe gibt. Die haben wir nicht – leider! Aber wir wissen, dass es eine ganze Reihe von Maßnahmen gibt, die man ergreifen kann, damit eine Depression besser wird. Wichtig ist zunächst einmal, dass der Patient das wissen muss. Er muss auch wissen: Ja, es gibt Hilfe. Die Sache ist nicht aussichtslos.

Wenn ich mir eine Krankheit aussuchen sollte, dann würde ich mir auf jeden Fall eine aussuchen, die man behandeln kann. Und Depressionen kann man wirklich gut behandeln. Aber noch einmal: Nur jeder zehnte depressive Mensch wird gut behandelt. Es wird höchste Zeit, dass sich daran etwas ändert. Wir müssen die Krankheit ernst nehmen, wir müssen uns mit ihr auseinandersetzen. Wir müssen mehr über sie lernen. Je mehr jemand über seine Krankheit weiß, desto besser ist seine Chance, langfristig mit der Krankheit fertigzuwerden. Das gilt für die Zuckerkrankheit genauso wie für die Depression.

Über den Autor

Prof. Dr. Dr. Manfred Spitzer, geboren 1958, leitet die Psychiatrische Universitätsklinik in Ulm und das Transferzentrum für Neurowissenschaften und Lernen. Er ist Autor zahlreicher Bücher, darunter der Bestseller *Digitale Demenz*. Er ist einer der bedeutendsten Gehirnforscher Deutschlands und versteht es wie niemand sonst, wissenschaftliche Erkenntnisse anschaulich und fundiert zu vermitteln.

Beratungsstellen und Notfallnummern für Betroffene und Angehörige

Onlineberatung

https://krisenchat.de/
https://online.telefonseelsorge.de/
https://www.diskussionsforum-depression.de/

Für Kinder, Jugendliche und Eltern

https://jugendnotmail.de/
https://www.bke-beratung.de/
https://fideo.de/

Telefonnummern

Der Service der 116117 von den Kassenärztlichen Vereinigungen und der Kassenärztlichen Bundesvereinigung (KdöR) zum ärztlichen Bereitschaftsdienst in Deutschland kann Ihnen am Telefon oder online dabei helfen, einen Psychotherapeuten zu finden.

Wenn Sie sich in einer akuten Krise befinden, wenden Sie sich bitte an Ihre Ärztin/Ihren Arzt oder Ihre Psychotherapeutin/Ihren Psychotherapeuten, an die nächstgelegene psychiatrische Klinik oder rufen Sie die Notrufnummer 112. Die Telefonseelsorge erreichen Sie rund um die Uhr und kostenlos unter 0800-111 0 111 oder 0800-111 0 222.